I0059651

CONTRIBUTION CHIMIQUE

A L'ÉTUDE PHYSIOLOGIQUE

DE LA

GLYCOSURIE

PAR

E. GAUTRELET

Pharmacien de 1re classe,
Lauréat (médaille d'or) de l'Ecole supérieure de Paris,
Ex-Interne et Lauréat des Hôpitaux,
Membre de la Société chimique de Paris,
Ancien élève de l'Ecole des Hautes-Etudes,

CHIMISTE
A VICHY.

◆·!·✳·!·◆

VICHY
IMPRIMERIE WALLON
1884

18

CONTRIBUTION CHIMIQUE

A L'ÉTUDE PHYSIOLOGIQUE

DE LA

GLYCOSURIE

d 118
184

CONTRIBUTION CHIMIQUE

A L'ÉTUDÉ PHYSIOLOGIQUE

DE LA

GLYCOSURIE

α 118
184

CONTRIBUTION CHIMIQUE

A L'ÉTUDE PHYSIOLOGIQUE

DE LA

GLYCOSURIE

PAR

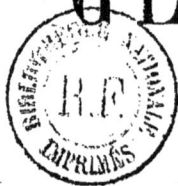

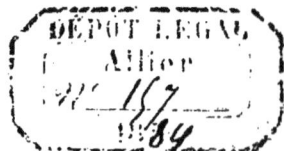

E. GAUTRELET

Pharmacien de 1re classe,
Lauréat (médaille d'or) de l'Ecole supérieure de Paris,
Ex-Interne et Lauréat des Hôpitaux,
Membre de la Société chimique de Paris,
Ancien élève de l'Ecole des Hautes-Etudes,

CHIMISTE

A VICHY.

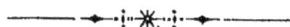

VICHY

IMPRIMERIE WALLON

1884

CONTRIBUTION CHIMIQUE

A L'ÉTUDE PHYSIOLOGIQUE

DE LA GLYCOSURIE

Lorsqu'on apporte, même dans les travaux de nos maîtres en physiologie expérimentale, une attention soutenue à l'étude des causes, des formes, des phases et du traitement de l'affection ayant porté jusqu'ici le nom générique de « Diabète » ; on est surpris de trouver une divergence absolue, une discordance constante entre les résultats de leurs *experimenta* et ceux de l'application clinique des agents thérapeutiques préconisés à la cure de cette affection.

C'est qu'en effet, si, physiologiquement, les causes les plus diverses : excitation de la fonction glycogénique du foie, due au traumatisme du bulbe, par exemple (Claude Bernard) ; réduction musculaire générale (Schiffer) ; suspension de la fermentation glycérino-glycosique dans le système hépatique (Schültzen) ; anhématose généralisée (Bouchardat) ; etc. ; ont été invoquées, à tort ou à raison, pour rendre compte de la présence du glucose dans l'urine, présence considérée comme facteur caractéristique du diabète ; cliniquement, il n'a été nullement tenu compte, dans le traitement de la manifestation glycosurique, des causes diverses occasionnant cette manifestation ; autrement dit, à chaque cause déterminée de la manifestation glycosurique, on a adapté un système de traitement qu'on s'est empressé de généraliser pour toutes les formes ou phases de l'affection. De là, les insuccès fréquents et les divergences manifestes dans l'appréciation des divers traitements y relatifs.

Mais pourquoi, direz-vous, trouvons-nous dans le traitement cette généralisation incohérente de tel ou tel système ? Tout simplement, parce qu'à de rares exceptions, même à l'analyste le plus habile, il n'a pas encore été donné de remonter sûrement, par le simple examen clinique de la manifestation glycosurique pathologique, à sa cause première pathogénique.

Toutefois, cette inertie physiologique est-elle absolue ? Est-elle compatible avec l'état actuel des connaissances physico-chimiques appliquées à l'art médical ?

Non, assurément.

Et le but de ce travail est précisément de montrer comment l'étude chimique des produits excrémentiels, anormaux ou hypersécrétés, de l'organisme humain, peut, en comblant cette lacune, servir non-seulement à mettre en relief les phases diverses de l'affection, mais encore à la scinder en classes nettement définies, traçant ainsi aux physiologistes la voie expérimentale où les thérapeutistes aillent puiser les inspirations d'une médication raisonnée.

Comme bases à cette démonstration, nous prendrons parmi les produits excrémentiels glycosuriques secondaires, trois d'entre eux : la *Sarkolactine*, l'*Urobiline* et la *Dextrine*, corps évidemment connus, mais dont le rôle fonctionnel, jusqu'alors peu apprécié, nous paraît cependant jouir d'une importance toute particulière en chimie pathogénique ; corps, enfin, dont l'étude plus spéciale, en nous permettant le groupement de l'ensemble de ces produits excrémentiels selon les formes et les phases de la Glycosurie, nous donnera comme conclusions une délimitation absolue de l'affection en elle-même.

En dernier lieu, à ces recherches, nous ajouterons quelques considérations chimico-physiologiques sur l'action des bicarbonates alcalins combinée à celle de l'acide carbonique ; considérations nous fournissant la clef de la constance (seule réelle) de la « Cure de Vichy » dans le traitement des affections dont le glucose urinaire est symptomatique.

Enfin, un tableau complétant ce travail nous permettra de juger facilement des difficultés réelles et jusqu'alors méconnues que l'on peut éprouver cliniquement dans la caractérisation ou le dosage du glucose dans l'urine.

I

SARKOLACTINE

Non-seulement la composition chimique de cet amide, produit secondaire de réduction musculaire ou alimentaire, lui assigne une place immédiatement à côté des principaux éléments constitutifs ou excrémentiels de l'organisme humain,

$$
\begin{array}{lll}
\text{Urée} & = & C^2 \ H^4 \ Az^2 \ O^2 \\
\text{Sarkolactine} & = & C^6 \ H^8 \ Az^2 \ O^2 \\
\text{Hypoxanthine} & = & C^{10} \ H^4 \ Az^4 \ O^2 \\
\text{Créatinine} & = & C^8 \ H^7 \ Az^3 \ O^2 \\
\text{Créatine} & = & C^8 \ H^7 \ Az^3 \ C^4 \\
\text{Xanthine} & = & C^{10} \ H^4 \ Az^4 \ O^4 \\
\text{Acide urique} & = & C^{10} \ H^4 \ Az^4 \ O^6 \\
\text{Carnine} & = & C^{14} \ H^8 \ Az^4 \ O^6,
\end{array}
$$

mais son mode de formation aux dépens de l'hypoxanthine (sarkine) directement,

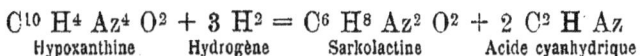

$$
\underset{\text{Hypoxanthine}}{C^{10} \ H^4 \ Az^4 \ O^2} + \underset{\text{Hydrogène}}{3 \ H^2} = \underset{\text{Sarkolactine}}{C^6 \ H^8 \ Az^2 \ O^2} + \underset{\text{Acide cyanhydrique}}{2 \ C^2 \ H \ Az}
$$

et de la carnine secondairement,

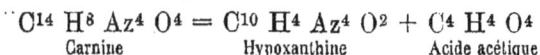

$$
\underset{\text{Carnine}}{C^{14} \ H^8 \ Az^4 \ O^4} = \underset{\text{Hypoxanthine}}{C^{10} \ H^4 \ Az^4 \ O^2} + \underset{\text{Acide acétique}}{C^4 \ H^4 \ O^4}
$$

doit, en même temps que ses dédoublements divers, nous la faire considérer comme le principe de transition, élément actif, générateur des produits de désassimilation polyurique.

En effet, le dédoublement de la carnine, à côté de l'hypoxanthine, nous a déjà donné l'acide acétique, duquel dérive alors par réduction : de l'eau, de l'acide éthyldiacétique,

$$2 (C^4 H^4 O^4) = (C^4 H^3 O^3) (C^4 H^3 O^3) + H^2 O^2$$

    Acide acétique   Anhydride acétique   Eau

$$C^4 H^4 O^4 + (C^4 H^3 O^3)(C^4 H^3 O^3) + 2H^2 = C^{12} H^{10} O^6 + 2H^2 O^2$$

  Acide   Anhydride acétique   Hydrogène   Acide   Eau
acétique   éthyldiacétique

puis de l'acétone, de l'alcool et de l'acide carbonique.

$$C^{12} H^{10} O^6 + H^2 O^2 = C^6 H^6 O^2 + C^4 H^6 O^2 + C^2 O^4$$

  Acide   Eau   Acétone   Alcool   Acide
éthyldiacétique   carbonique

Le même dédoublement de la carnine peut également nous fournir, soit le radical éthylique $C^4 H^4$ nécessaire à la formation de l'acide éthyldiacétique, en même temps qu'il donne naissance à de l'acide urique,

$$C^{14} H^8 Az^4 O^6 = C^{10} H^4 Az^4 O^6 + C^4 H^4$$

     Carnine   Acide urique   Ethylène

soit de l'urée, au lieu et place d'acide cyanhydrique en présence de l'eau ;

$$C^{10} H^4 Az^4 O^2 + 2 H^2 + H^2 O^2 = C^6 H^8 Az^2 O^2 + C^4 H^2 Az^2 O^2$$

 Hypoxanthine   Hydrogène   Eau   Sarkolactine   Urée

Voilà pour la formation de la sarkolactine : quant aux produits de ses dédoublements, leurs relations avec les éléments excrémentiels, anormaux ou hypersécrétés, de la polyurie ne sont pas moins intéressantes :

Découverte par Baumstark, et, d'après Salomon, normale (mais dans de très-faibles proportions) à l'urine humaine, la Sarkolactine, soumise à l'influence des réducteurs, fournit les isomères lactique (des fermentations) et sarkolactique (musculaire), que nous savons provenir également d'un dédoublement du glucose :

$$C^{12} H^{12} O^{12} = C^6 H^6 O^6 + C^6 H^6 O^6 :$$

  Glucose   Acide   Acide
              lactique   sarkolactique

si nous considérons, d'autre part, que l'acide sarkolactique peut donner un anhydride à formule double par séparation d'eau

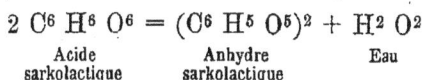

$$2\ C^6\ H^6\ O^6 = (C^6\ H^5\ O^5)^2 + H^2\ O^2$$

Acide   Anhydre   Eau
sarkolactique sarkolactique

que la réaction dans laquelle la sarkolactine prend naissance est non-seulement une réaction de réduction, mais encore de déshydration, nous comprendrons alors comment de la sarkolactine puisse dériver le glucose.

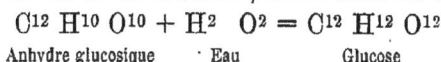

$$C^{12}\ H^{10}\ O^{10} + H^2\ O^2 = C^{12}\ H^{12}\ O^{12}$$

Anhydre glucosique   Eau   Glucose

l'anhydride glucosique étant l'isomère de l'anhydride sarkolactique

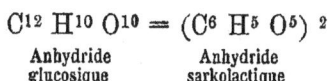

$$C^{12}\ H^{10}\ O^{10} = (C^6\ H^5\ O^5)\ ^2$$

Anhydride   Anhydride
glucosique   sarkolactique

et l'état naissant fixant sur l'anhydride sarkolactique la molécule d'eau lui manquant pour en faire le polymère glucosique, ou plus exactement le transformant par hydratation en son isomère, $C^{12}\ H^{12}\ O^{12}$, glucose ; absolument comme dans un sens parallèle, d'après H. Vohl, de l'inosite $C^{12}\ H^{12}\ O^{12}$, autre isomère du glucose, dérive l'acide lactique des fermentations, et réciproquement.

Egale au moins en importance à celle des réducteurs, est l'action des alcalins sur la sarkolactine.

De même, en effet, que, d'après Schiffer, par réaction secondaire (méthylguanidine, acide oxalique : puis acide carbonique, ammoniaque et méthylammine), de la créatine dérive la méthylammine ($C^2\ H^2$) Az H^3, principe constituant et normal de l'urine des carnivores, en général, et de l'urine humaine, en particulier ; de même l'éthylammine ($C^4\ H^4$) Az H^3 ou plus exactement la triéthylamine $(C^4 H^4)^3 Az H^3$ dérive de la sarkolactine et devient, selon nos expériences, principe intégral de l'urine polyurique.

Quant à la forme sous laquelle cette ammoniaque composée est éliminée de l'organisme, nos expériences nous apprennent encore que c'est à l'état de combinaison avec l'acide éthyldiacétique, combinaison pressentie par Rupstein et rendant un compte exact des éléments signalés par Markownikoff dans l'urine diabétique, si, d'après les travaux de Geuther et Gerarhdt, exprimés plus haut, nous considérons que l'éthyldiacétate de triéthylammine se dédouble par hydratation en acétone, alcool, triétylammine et acide carbonique,

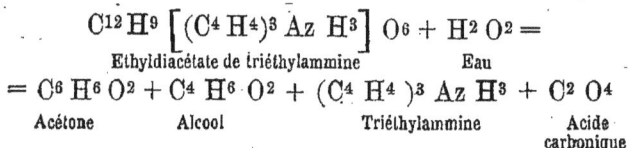

$$C^{12} H^9 \left[(C^4 H^4)^3 Az H^3 \right] O^6 + H^2 O^2 =$$

Ethyldiacétate de triéthylammine — Eau

$$= C^6 H^6 O^2 + C^4 H^6 O^2 + (C^4 H^4)^3 Az H^3 + C^2 O^4$$

Acétone — Alcool — Triéthylammine — Acide carbonique

La sarkolactine peut donc être considérée comme la source d'un véritable alcaloïde animal pathologique, la triéthylammine, dont la présence expliquerait tout particulièrement et les caractères spéciaux présentés par les plaies chez les diabétiques, et les accidents des centres moteurs offerts par les acétonuriques.

Les accidents foudroyants attribués à l'acétonhémie devant être rapportés, d'après MM. Cornillon et Mallat, au sulfocyanure de potassium, corps auquel ces Messieurs, renouvelant, quant au diabète les expériences de Sertoli, Voit, Falck, Ronalds, Kueltz, Baumann, Reinhard, Gscheilden, Salkowski, Münk et Regensburger, relatives aux composés sulfurés en général et au sulfocyanure de potassium en particulier pour l'urine normale, attribuent la coloration rouge intense

donnée par le perchlorure de fer dans l'urine acétonique ;
nous dirons, nous, que n'ayant jamais une seule fois, en
présence de l'acide chlorydrique, obtenu la coloration
rouge du sulfocyanure de fer, mais constamment, au
contraire, constaté la décoloration du précipité par l'addition d'acide chlorydrique, nous trouvons beaucoup plus
simple d'attribuer cette coloration rouge au mélange
d'acides acétique et cyanhydrique dont la présence est
certaine dans ces cas, et qui nous offre cette réaction
complète. Par contre, nous concluons que c'est l'acide
cyanhydrique lui-même que nous avons vu se former en
même temps que la sarkolactine, au lieu et place d'urée,
alors que la déshydratation des tissus est considérable,
c'est-à-dire à la période ultime du diabète, que nous
devons incriminer dans la manifestation de ces accidents. Il en résulte que dans l'étude, tant de la formation
que des dédoublements de la sarkolactine, nous trouvons l'explication chimique : de la présence des produits
excrémentiels de la polyurie, des accidents divers
venant compliquer cette affection, et même des odeurs
variées (aigrelette, éthérée, chloroformée, prussique)
perçues par les médecins traitants, tant sur l'haleine
que sur l'urine des diabétiques acétonuriques. Or,
comme d'une part, la formation de la sarkolactine aux
dépens de l'hypoxanthine coïncide, avons-nous dit, avec
la mise en liberté d'un réducteur par excellence, le
cyanogène ; que, d'autre part, le sang fournit les éléments alcalins nécessaires à la seconde phase des dédoublements de la sarkolactine ; nous trouvons donc
dans l'organisme les éléments et les causes des transformations pathogéniques de cet amide, c'est-à-dire
par contre de la carnine, en un mot, de l'élément
musculaire. — Nous trouvons également dans la pré-

sence des acides acétique et sarkolactique se formant
dans la profondeur des fibres musculaires, et agissant
peut-être moins en dissolvant le phosphate tricalcique
du tissus osseux préexistant, qu'en entravant la régéné-
ration de ce tissu, en s'opposant au dépôt du triple
phosphate par la solubilité complète qu'il lui communique, et en occasionnant alors son élimination
excrémentielle de l'organisme, nous trouvons, disons-
nous, l'explication de l'hyperphosphatie concomitante
de la polyurie.

Quant à la fréquence et aux rapports de ces divers
produits entre eux, si, certainement, nous constatons
la présence constante mais à doses variables des acides
acétique et lactique, ainsi que de la triéthylammine dans
l'urine polyurique ; certainement encore il en est tout
autrement par l'acétone et l'acide cyanhydrique. Ce
dernier produit a toujours été trouvé par nous, soit à
l'état de liberté, soit à l'état de sel simple, jamais
directement ni à l'état d'éther, forme sous laquelle il
passe à la distillation (peut-être substitué partiellement
à l'acide acétique dans l'acide éthyldiacétique), ou engagé en excès dans une combinaison conjugée, en tous cas
très-rarement. Est-ce à dire toutefois que si l'acide
cyanhydrique s'accuse nettement aux réactifs à la
période dernière du diabète, qu'il occasionne même
probablement souvent la terminaison fatale de cette
affection (acétonhémie ?), son apparition n'aie pas lieu
à d'autres époques de la polyurie? Non, assurément,
et notre avis est même : que non-seulement une production cyanhydrique dont la cause physiologique nous
échappe, serait le premier terme de cette série de
dédoublements amenant la formation de l'élément transitoire et actif: Sarkolactine ; mais que, par la réduc-

tion jointe à l'hydratation, à toutes les périodes de la polyurie, nous devons trouver dans le sang le radical cyanogène engagé dans une combinaison intime avec le fer de l'hématie, dont il ralentirait ou suspendrait même alors partiellement les fonctions ; à cet état il ne passe évidemment pas par l'urine, bien que se manifestant cliniquement d'une façon tangible par le refroidissement général, conséquence de l'anhématose qu'il provoque chez les polyuriques. Pour l'acétone, nous pouvons dire : non-seulement que nous la voyons accompagner le glucose, sans toutefois lui rester généralement proportionnelle, mais encore que si l'acide sarkolactique peut la produire par oxydation (en passant par les acides acétique et éthyldiacétique), dans le diabète, nous devons lui assigner une autre origine, c'est-à-dire le dédoublement de la carnine en hypoxanthine, produisant aussi, comme nous l'avons vu plus haut, l'acide acétique ; qu'en tous cas, nous la trouvons, soit au début de l'affection, alors que le glucose n'a pas encore fait son apparition dans l'urine, (ce qui constitue une acétonurie précédant la glycosurie), soit dans la période aiguë, lorsqu'au contraire la proportion de glucose y est considérable.

Et de ce fait nous concluons qu'il n'y a pas de polyurie simple, qu'il y a : polyurie acétonique, polyurie hyperazotée, polyurie hyperphosphatique, polyurie glycosique et polyurie cyanhydrique.

Puis, comme l'ensemble des phénomènes chimiques nous fournissant les produits excrémentiels polyuriques porte sur l'organisme en général, nous proposerons pour cette forme de la manifestation glycosurique le nom générique de « *Polyurie organique*, » cherchant ainsi à la différencier nettement du « diabète hépathique » que nous allons étudier dans le chapitre suivant.

II

UROBILINE

Nommée urochrôme par Thudichum, résine colorante jaune, par Proust, oxyde d'omichmyle, par Scharling, urrhodine, par Heller, indigrubine, par Schunk, pigment colorant urinaire, par Scherer, décrite et innommée par Marcet, la matière colorante jaune de l'urine reçut enfin des travaux de Maly une détermination chimique cherchée depuis longtemps.

Maly montra, en effet, que l'urochrôme de Thudichum, le pigment de Scherer, etc., n'étaient qu'un seul et même corps, dans un état de pureté relatif, l'urobiline de Jaffé.

Trouvée par Jaffé dans l'urine normale, dans l'urine pathologique, dans la bile, l'Urobiline, dont la nature chimique n'a pas encore été fixée d'une façon absolue, se distingue analytiquement par des propriétés spectroscopiques caractéristiques, ainsi que par de magnifiques phénomènes de fluorescence, qui rendent dans certaines circonstances la démonstration de sa préexistence on ne peut plus facile.

Toutes les urines fébriles fortement colorées, examinées au spectroscope, montrent avec une grande netteté, souvent seulement après dilution par l'eau, une bande d'absorption γ entre les lignes b et F de Frauenhofer, c'est-à dire entre la 70e et la 80e division du micromètre, en supposant l'instrument réglé de façon que la

50e division corresponde à la raie D du sodium. Ces urines présentent en outre un changement remarquable de couleur par le fait de l'addition d'un alcali ; avec l'ammoniaque elles passent au vert pomme.

Pour aviver le phénomène de la fluorescence, et pour séparer l'urobiline de pareilles urines, on procède comme il suit : l'urine est mélangée avec un large excès d'ammoniaque, puis filtrée, et le filtratum précipité par le chlorure de zinc.

Les précipités volumineux et colorés sont recueillis et lavés à l'eau froide puis à l'eau bouillante, jusqu'à disparition complète de la réaction : chlore ; on les lave alors à l'alcool bouillant et enfin on les sèche à une douce chaleur.

La masse séchée est pulvérisée et dissoute dans l'ammoniaque ; la solution, précipitée de nouveau par l'acétate neutre de plomb ; enfin le précipité, coloré en rouge, ayant été lavé rapidement à l'eau froide est repris par l'alcool sulfurique.

Après une dernière filtration, on obtient une solution acide du pigment, offrant les caractères suivants :

1° A l'état concentré elle est brune ; lorsqu'on l'étend, elle devient d'abord jaune-rouge et plus tard elle prend une coloration rose-rouge, jamais jaune clair.

2° En examinant au spectroscope une solution concentrée, on trouve le spectre complétement obscur de l'extrémité violette à la ligne *b* à peu près, c'est-à-dire à partir de la 70° division à droite ; en étendant la solution, la partie la plus obscure, dans le violet, s'éclaircit peu à peu, et il reste finalement la bande d'absorption γ indiqué plus haut : cette bande a des bords confus.

3° Si l'on ajoute de l'ammoniaque, la couleur rose-rouge ou rouge-jaune de la solution acide passe au jaune clair, puis au vert pomme.

4° La solution ammoniacale offre de prime abord une fluorescence verte de beaucoup augmentée par l'addition de chlorure de zinc.

5° La solution alcaline de l'urobiline, présente une raie d'absorption δ très-caractéristique entre les lignes b et F, mais plus près de b que de la bande γ de la solution acide, c'est-à-dire alors vers la 65e division : cette raie est plus apparente avec la soude et la potasse qu'avec l'ammoniaque.

La séparation du pigment de la solution acide alcoolique, s'opère par l'agitation de cette solution avec des volumes égaux de chloroforme et d'eau. Le chloroforme séparé et lavé rapidement avec de nouvelle eau, laisse après évaporation un résidu amorphe, résinoïde, rougeâtre et soluble dans l'alcool, l'éther et le chloroforme, en donnant un liquide jaune-brun, qui, par dilution des liqueurs, passe au jaune, puis au rose pâle. Ces solutions ont une réaction neutre, sont florescentes à un haut degré et donnent la bande δ nettement limitée, comme avec les solutions alcalines.

Telle est la méthode employée pour la séparation du pigment urinaire ; méthode dont on active la marche, lorsqu'on désire simplement caractériser l'urobiline, comme c'est le cas dans les recherches chimico-médicales.

A cet effet, à 200 centimètres cubes du liquide à essayer, on ajoute 30 centimètres cubes d'acétate basique de plomb liquide ; le précipité, recueilli sur un filtre, est séché à basse température, trituré avec 5 grammes d'acide oxalique, puis repris par l'alcool. La solution oxalo-alcoolique filtrée contient l'urobiline suffisamment débarrassée des matières, qui, par leur action absorbante sur les parties bleue et violette du pectre, nuisent à la netteté de la bande obser vée directement dans l'urine primitive. On doit absolument éviter toute élévation de température dans la préparation de la solution alcoolique acide.

Au cas où cette solution ne donnerait pas de raies ni de bandes d'absorption, on doit l'agiter avec chloroforme et eau, comme il a été dit plus haut, pour isoler le pigment et le reprendre avec une quantité plus faible de liquide.

Tels sont les caractères donnés par Jaffé sur l'urobiline ; voyons maintenant quel est son mode de formation :

A cet égard, les recherches de Maly, citées plus haut, sont absolument probantes :

Ayant suspendu dans l'eau, le pigment rouge de la bile, la bilirubine, Maly lui ajoute peu à peu de petits fragments d'amalgame de sodium solide. Au bout de quelque temps, la solution alcaline de bilirubine s'éclaircit légèrement ; Maly ajouta de l'amalgame de sodium en excès, puis après un nouveau contact de quatre jours, la solution ne continuant plus à s'éclaircir et ayant été chauffée légèrement au bain-marie, sépara d'abord le mercure mis en liberté, puis par addition d'acide chlorhydrique, la matière colorante sous forme de flocons brun-rouge foncé, qu'il dénomma hydrobilirubine.

Cette matière colorante, ainsi préparée avec la bilirubine, donna à Maly toutes les réactions de l'urobiline
de Jaffé; mais elle ne donnait plus la réaction de Gme-
lin, des acides biliaires. Si nous rapprochons de ces
recherches, d'une part, la remarque faite par Jaffé que
des urines très-pâles à leur émission, deviennent souvent plus foncées par leur contact prolongé avec l'air
et laissent ensuite voir dans le spectre, la bande caractéristique de l'urobiline, en un mot, nous offrent tous
les caractères de ce remarquable pigment; d'autre
part, l'observation faite par nous de l'augmentation
dans la coloration des urines lors de l'action de l'eau
oxygénée employée pour le dosage de l'acide urique
par le procédé publié par nous, nous trouverons facile
à comprendre la métamorphose des pigments biliaires
en urobiline s'effectuant dans l'économie.

Puis, si auparavant de donner cette explication,
nous ajoutons encore la remarque : que les corpuscules
sanguins dissous et injectés directement dans les
veines donnent une urine ictérique contenant de la bilirubine; qu'Hoppe-Seyler a réussi, en faisant agir
l'étain et l'acide chlorhydrique sur l'hématine en solution alcoolique, à préparer une matière ayant tous
les caractères de l'urobiline de Jaffé ; nous aurons donc
l'explication complète des phénomènes chimiques
amenant par réductions croissantes, la transformation
de l'hémoglobine, en hématine, bilirubine, urobiline et
uroérythrine ; cette dernière étant le facteur chromo-
gène imaginé par Jaffé pour expliquer la recoloration
à l'air des urines pâles à leur émission.

Le sang apporté au foie par l'artère hépatique subit
dans cet organe une série de réductions plus ou moins

intenses, plus ou moins accentuées et se limitant successivement aux matières colorantes biliaires, à la matière colorante urinaire, ou bien au pigment des sédiments uriques.

Le foie, agissant à la fois comme agent chimique et comme agent séparateur, distribuera aux divers organes excrémentiels le pigment qu'ils seront chargés d'éliminer.

Pour l'urobiline, cette élimination, partielle par les reins, se fait presque toute entière par l'intestin, ainsi que le prouvent de récentes recherches de Jaffé, pressentant l'identité de son urobiline avec la stercobiline trouvée dans les matières fécales par Vaulair et Masius, et la confirmation de cette identité nettement démontrée par nous et appliquée à la caractérisation des matières fécales dans les recherches de chimie légale.

Les preuves de cette double action chimique et séparatrice du système hépatique nous sont données tant par la cirrhose dans laquelle nous trouvons augmentation de l'urobiline, l'hypertrophie du foie où nous trouvons augmentation des matières colorantes biliaires, la fièvre, où nous trouvons augmentation de l'urobiline et de l'uroérythrine, que, en sens inverse, par l'atrophie du foie (soit primitive, soit sous la dépendance d'une atrophie de l'artère hépatique), où nous constatons soit diminution, soit même suppression absolue du pigment urinaire, jointe ou non à la décoloration des matières fécales, c'est-à-dire acholie complète.

Ainsi donc le foie, ou plutôt le système hépatique (foie, rate, glandes closes, follicules clos, etc.), jouit de propriétés réductrices nettement déterminées.

Ces propriétés réductrices sont-elles absolument limitées à leur action sur la matière colorante du sang? Nous ne le pensons pas. Et, en effet, ne serait-il pas surprenant de voir les dérivés alimentaires se partager en deux masses distinctes dont l'une ira par le chemin le plus court, des chylifères de l'intestin à la veine hépatique supérieure; tandis que l'autre, absorbée par les vaisseaux hépatiques de l'estomac, devra, avant d'entrer dans le torrent circulatoire proprement dit, passer par la rate, les glandes closes et le foie? Ne serait-il pas surprenant de voir cette anomalie? si, en raison même de leur nature chimique différente, nous ne trouvions à cette marche une raison toute simple, nous disant qu'entre leur digestion et leur assimilation, les albuminoïdes ont besoin de transformations complexes pour en arriver aux formules simples par lesquelles nous représentons les éléments constitutifs de nos muscles ou les produits excrémentiels de notre organisme, formules simples en rapport également avec celles données aux hydrates de carbone du tissu adipeux, et dans lesquelles nous voyons constamment le rapport de l'oxygène au carbone croître d'une façon sensible de l'albumine ($C^{144} H^{112} Na^2 Az^{18} O^{23} S$) ou de la peptone à la carnine ($C^{14} H^8 Az^4 O^6$) ou à l'urée ($C^2 H^4 Az^2 O^2$)?

Ce phénomène d'oxydation corrélatif à celui de la réduction de la matière colorante du sang est d'ailleurs nettement accusé par la présence dans notre organisme des produits secondaires résultant de l'oxydation des albuminoïdes ou plutôt des peptones en dérivant: tyrosine $C^{18} H^{11} Az O^6$, leucine $C^{12} H^{13} Az O^4$, glycocolle $C^4 H^5 Az O^4$, acides gras, tels que l'acide acétique

$C^4 H^4 O^4$, acides aromatiques, comme l'acide benzoïque $C^{14} H^6 O^4$, ou plutôt son dérivé avec la glycollamine, l'acide hippurique $C^{18} H^9 Az O^6$, l'acide urique, l'urée, etc., etc.

Et cette série de dédoublements est d'autant moins surprenante que : d'une part, d'après Hunt, les albuminoïdes ne sont autres que de la cellulose (c'est-à-dire un polyglucoside) ayant fixé les éléments de l'ammoniaque après avoir perdu ceux de l'eau ; d'autre part, que parmi les albuminoïdes, (amides complexes résultant de l'association des bases telles que la tyrosine, la glycollamine, la leucine, etc., avec certains principes oxygénés appartenant, soit à la série acétique, soit à la série benzoïque), il en est deux : la chitine et la chondrine qui comprennent dans cette combinaison le glucose, qu'ils donnent sous l'influence des acides.

En conséquence, nous devrons donc admettre que, *à l'état physiologique :*

Les peptones provenant de la digestion stomacale apportées au système hépatique par les veines de l'estomac, subissent dans la rate et les glandes closes une série d'oxydations aux dépens du sang qui les a charriées dans ces organes ; que cette série d'oxydations, brusquement suspendue dans le foie, y est subitement remplacée par une action d'hydratation, tout spécialement dans les cellules spéciales de la glande vasculaire sanguine, autour desquelles se ramifient les extrémités de la veine porte, et ce, sous l'influence d'un ferment spécial y contenu, transformant parmi les produits arrivant de la rate au foie par la veine porte, *l'hypoxanthine* successivement en sarkolactine, acide sarkolactique et glucose, comme nous l'avons montré dans la première partie de ce travail, à l'aide de l'eau provenant de la réduction du sang de l'artère hépatique par la glande en grappe, pendant la confection des pigments biliaires.

Telle serait donc l'origine principale du glucose normal à l'état physiologique; et cette théorie nous semble d'autant plus vraisemblable que non-seulement elle concorde absolument avec la théorie glycogénique de Claude Bernard, mais même qu'elle la complète de la façon la plus heureuse.

Lorsque Claude Bernard a découvert le glycogène dans le foie, n'a-t-il pas en effet précisément surpris la nature dans le travail intime de son laboratoire? Le glycogène $C^{12} H^{10} H^{10}$ ($C^{24} H^{20} O^{20}$), triglucoside, n'est-il pas en effet, comme nous l'avons dit précédemment, le polymère de l'anhydride sarkolactique

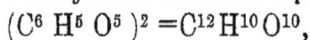

$$(C^6 H^5 O^5)^2 = C^{12} H^{10} O^{10},$$

capable de donner par hydratation le glucose?

Si! non pas que nous voulions dire que la sarkolactine et l'acide sarkolactique doivent passer par l'état de glycogène avant de devenir glucose; mais, que le but que se propose la nature en formant dans notre organisme des hydrates de carbone capables d'être brûlés dans le phénomène de la respiration, partant, d'entretenir notre chaleur spécifique, se trouve à dessein partiellement dépassé par la formation du glycogène.

Le but atteint alors étant précisément celui d'une première réserve de combustible, réserve courante devant compenser constamment les différences en hydrates de carbone immédiatement dissociables, se présentant dans notre régime alimentaire, tandis qu'une seconde réserve, réserve de fond, est constituée par notre tissu adipeux.

Donc tout, en conséquence, est là pour montrer de quelle façon la nature procède dans cette fonction glycogénique, en partageant le différent existant entre les théories de Robin et des auteurs sur le rôle fonctionnel du foie. Car, si nous confirmons la théorie de Robin au sujet des deux fonctions distinctes du foie : confection de la bile par la glande en grappes et fabrication du glucose par la glande vasculaire sanguine ; nous établissons toutefois que si le sang de la veine porte fournit à la glande vasculaire sanguine les dérivés peptoniques primitifs formés dans la rate aux dépens de l'oxygène de l'hémoglobine, du moins, à ce moment, l'hémoglobine de ce sang est réduite au point de ne pouvoir donner à ces dérivés l'eau nécessaire à leur hydratation secondaire, et que c'est précisément l'eau provenant de la réduction du sang de l'artère hépatique dans la glande en grappes qui vient parachever la réduction des peptones transformant l'hypoxanthine en sarkolactine, acide lactique, glycogène ou glucose en présence du ferment spécial à cette glande vasculaire sanguine.

Ainsi donc, à l'état physiologique, une partie des albuminoïdes introduits dans notre organisme par l'alimentation se transforme en glucose.

Que sous l'influence d'une augmentation dans l'activité soit de la rate, amenant la formation d'une plus forte proportion d'hypoxanthine, soit dans le foie, augmentant les réductions concomitantes et de la matière colorante du sang, et de l'hypoxanthine fournie normalement par la rate, nous nous trouvions en présence d'un sang contenant plus de 3 à 5 grammes de glucose. La dialyse rénale nous met en présence de la Glycosurie !

Nous remarquerons que ce surcroît d'activité dans les fonctions de la rate ou du foie, en un mot du système hépatique, nous donne en tout cas une augmentation concomitante de l'urobiline, augmentation dont la constatation nous permettra de délimiter nettement dans son ensemble, au point de vue analytique, l'état pathologique qu'à cause de son essence même, nous proposerons de dénommer : « *Diabète hépatique* ». Sur cet état pathologique, nous ajouterons, qu'à notre avis, si la délimitation chimique de l'action de la rate et du foie ne nous a pas été possible, il nous semble cependant qu'au point de vue clinique il est facile de se prononcer, et ce en faveur de la rate, agissant probablement par ses cellules pâles, d'action et de nature indéterminées ; vu les cas très rares d'hypertrophie du foie accompagnant la glycosurie, cas pouvant encore la plupart du temps reconnaître une cause très nette, l'exagération de l'activité hépatique par l'alcoolisme ; tandis qu'au contraire la fonction réductrice de la rate, portant, et sur l'oxygène des éléments du sang et sur le carbone des peptones, est nettement démontrée par la quantité considérable d'acide carbonique contenu dans le *sang de rate*.

En résumé, le « Diabète hépatique » reconnaît pour cause une activité fonctionnelle exagérée dans le système hépatique en général, et plus particulièrement dans la rate : activité fonctionnelle amenant l'élimination par les urines de deux produits principaux servant à caractériser cette affection : l'urobiline et le glucose.

Nous faisons précéder le glucose de l'urobiline : 1° parce qu'il est facile de comprendre que la réduction devant précéder l'oxydation, il y aura dans le

torrent circulatoire exagération, par conséquent hyper-
sécrétion d'urobiline avant la manifestation glycosurique ; 2° parce que le glucose n'est point le terme seul
de la manifestation glycosurique ; que nous trouvons ou
pouvons trouver tous ou la plupart des produits polyuriques, l'eau en autres, puisque la série des réactions chimiques est identique dans les deux cas, sauf néanmoins
la production cyanhydrique. Et ce, parce que dans le
cas de diabète hépatique, les réactions se passent constamment en présence d'un excès de liquide ; qu'il ne
peut donc y avoir réduction simple, qu'il y a constamment réduction accompagnée d'hydratation.

Et à propos de cette forme de glycosurie, nous ferons remarquer que la théorie que nous en avons expo-
sée explique parfaitement :

1° Certains cas bizarres, tels que ceux de diabétiques,
éliminant en vingt-quatre heures, non-seulement sans
amaigrissement, mais encore sans aucune sensation de
malaise, *des poids d'eau et de glucose bien supérieurs* à
ceux entrés dans l'alimentation sous la forme ordinaire ;
absolument comme elle explique la constatation de
peptones dans l'urine (phénomène d'ordre inverse) à
la terminaison de la manifestation glycosurique ;

2° Tandis que l'action glycogénique du foie, envi-
sagée comme nous l'avons fait plus haut, nous donne la
clef de l'action des agents chimiques, aliments ou mé-
dicaments dits d'épargne : alcool, café, etc., agissant à
faibles doses, non toxiques, non point par leur action
sur le système nerveux, mais simplement comme combustible retardant l'attaque de la réserve glycogénique.

III

DEXTRINE

Nous venons de voir les relations existant entre les albuminoïdes et le glycogène d'une part, le glucose d'autre part ; relations qui nous ont conduit à la théorie chimique du Diabète hépatique. Le tableau suivant nous rendra un compte plus exact encore de l'ensemble de ces relations :

Monoglucosides $= C^{12} H^{12} O^{12}$.	Glucose actif Lévulose Glucose inactif Galactose Eucalyne Sorbine Inosite
Diglucosides $= C^{12} H^{10} O^{10} (C^{12} H^{10} O^{10})$	Dextrine Arabine
Triglucosides $= C^{12} H^{10} O^{10} (C^{24} H^{20} O^{20})$	Amidon Paramylon Glycogène Inuline Lichénine Mucilages
Tétraglucosides $= C^{12} H^{10} O^{10} (C^{36} H^{30} O^{30})$	Cellulose
Polyglucosides plus élevés $= C^{12} H^{10} O^{10} (C^{12} H^{10} O^{10})^n$	Principes ligneux Tunicine Etc., etc.

Dans ce tableau, nous pouvons remarquer qu'entre le glycogène et le glucose se trouve comprise la dextrine, et nous saisirons donc ainsi facilement comment ce diglucoside fait partie des produits constitutifs et excrémentiels de notre organisme, selon les indications de Reichardt. C'est qu'en effet, soit que la transformation sarkolacto-glucosique soit dépassée sans atteindre le glycogène, soit que l'hydratation glycogéno-glucosique ne soit pas complète, nous tombons sur le terme moyen : dextrine ; et ce fait est d'autant plus vraisemblable que, selon Reichardt, les urines à dextrine sont plus spécialement celles de diabétiques ayant subi un traitement et n'éliminant plus que des traces de glucose (donc, diabétiques hépatiques). A cette observation, nous ajouterons que nous avons également remarqué le phénomène contraire, c'est-à-dire la présence non concomitante de la dextrine au glucose lors de l'apparition dans l'urine de cet élément transitoire ; ce qui constitue donc, dans certains cas, une dextrosurie précédant la glycosurie.

La raison de cette présence de la dextrine précédemment ou parallèlement au glucose, soit aux débuts, soit au terme de l'affection, s'explique tout naturellement par la facilité plus grande offerte dans la dialyse rénale au passage de la dextrine, alors que le glucose n'est pas en excès ; tandis qu'en cas contraire le glucose, moins soluble, est plus facilement éliminé par le rein.

Il est à remarquer ici que la présence de la dextrine dans l'organisme peut reconnaître encore une autre source : la transformation incomplète de l'amidon en glucose par action incomplète soit du liquide salivaire, soit du suc pancréatique ; mais la véritable production glycosique ayant son siège dans la glande vasculaire sanguine du foie qui vient par son action sur les albuminoïdes compléter le combustible nécessaire à l'entretien de notre existence, la dextrine fournie par l'alimentation doit donc subir dans son entier la transformation en glucose, puisque les portions amylacées de notre alimentation mixte sont insuffisantes à remplir ce but.

Il est toutefois à remarquer que, pour certains glycosuriques chez lesquels l'abus des féculents est habituel, la présence de la dextrine dans l'urine ne doit pas reconnaître d'autre cause, et c'est chez ces diabétiques que la préexistence de la dextrine au glucose constitue véritablement une diathèse dextrosurique primitive à la glycosurie, diathèse reconnaissant pour cause première l'insuffisance de la fonction réductrice de la glande en grappes du foie, et par contre l'hydration incomplète dans la glande vasculaire sanguine du triglucoside: amidon, ou plutôt de son isomère paramylon, puisque c'est à cet état que le produit pénètre dans le torrent circulatoire.

Quant à la constatation de la dextrine, Reichardt indique :

1° Son action sur la liqueur de Fehling, qui, chauffée alors avec l'urine à l'ébullition, verdit, devient jaune, puis brun foncé ; nous ajouterons que cette réaction se montre beaucoup plus nettement lorsqu'on a soin de déféquer les urines par l'acétate de plomb ;

2° Sa séparation du glucose, séparation que l'on obtient de la façon suivante :

Un litre d'urine ayant été évaporé au bain-marie à l'état sirupeux, on traite le résidu par l'alcool additionné de potasse caustique ; le sucre se dépose combiné à la potasse. Le liquide étant décanté, on lave le précipité à plusieurs reprises avec de l'alcool et on le dissout dans l'acide acétique. Par addition d'alcool à cette solution, on sépare la dextrine qui, lavée de nouveau à l'alcool, est enfin desséchée à l'étuve.

La dextrine se présente sous forme d'une masse gommeuse, amorphe et transparente. Elle est hygrométrique, très soluble dans l'eau, à laquelle elle communique une certaine viscosité. Elle se dissout dans l'alcool faible, mais est insoluble dans l'alcool concentré ainsi que dans l'éther ; elle se colore en rouge sous l'influence de la teinture d'iode. Son pouvoir rotatoire destrogyre est :

$$\alpha \, j^\circ = + \; 138^\circ 7 \; ;$$

celui du glucose étant :

$$\alpha \, j^\circ = + \; 57^\circ 6.$$

A propos de la différence notable dans le pouvoir rotatoire de ces deux corps, nous ferons remarquer qu'à cette différence tiennent précisément certaines anomalies constatées entre le dosage du sucre urinaire par la liqueur de Fehling et le polarimètre, la réduction de la solution cupro-potassique n'étant également pas proportionnelle pour le glucose et la dextrine.

Quoi qu'il en soit de la coexistence de la dextrine au glucose, sa préexistence caractérise une forme spéciale de la glycosurie, forme à laquelle se rapporte plus spécialement la théorie de Bouchardat sur l'insuffisance de combustion du glucose dans le sang, et que nous pouvons donc caractériser par le nom de « Glycosurie anhématique. »

A cette forme de Glycosurie anhématique, doit se rapporter la forme dite intermittente de Diabète, portant sur de faibles proportions de glucose : car en effet, il est facile de comprendre comment une personne diabétique anhématique éliminant quelques grammes de glucose par 24 heures, puisse trouver le rapport de 3 à 5 grammes de glucose par litre supérieur dans son torrent circulatoire, soit dans une légère variante de l'alimentation, soit dans une combustion moins complète (pour la période examinée) par le fait d'un repos anormal ; par conséquent comment cette personne peut voir alternativement éliminer par ses urines ou non du glucose.

Nous trouvons aussi dans cette forme anhématique l'explication du phénomène connu de diabétiques trouvant une aggravation (virtuelle) dans l'emploi du régime lacté, en remarquant que le sucre de lait $C^{24} H^{22} O^{22}$ (saccharose) donne sous l'influence des acides le galactose (glucoside) compris dans le tableau précité. Nous y trouvons encore l'explication de l'amélioration apportée par le régime azoté exclusif chez les diabétiques à formes bénignes, tandis que ce même régime ne produit qu'une aggravation constante chez les diabétiques plus avancés, diabétiques hépatiques et polyuriques organiques, chez lesquels la production de glucose ne provient pas d'une simple différence de combustion de l'élément glucose et par suite de sa condensation dans le torrent circulatoire, mais bien qu'une production exagérée de ce produit aux dépens, soit des albuminoïdes de l'alimentation, soit des albuminoïdes de l'organisme.

IV.

POLYURIE, DIABÈTE ET GLYCOSURIE

L'étude des éléments constitutifs ou excrémentiels de l'organisme humain dans la Glycosurie vient de nous donner pour cette affection une délimitation parfaite, une classification absolue de ses formes les plus accentuées ; il nous reste pour établir nettement ces bases, à résumer en quelques mots les résultats acquis aux chapitres précédents.

La manifestation glycosurique étudiée par rapport à ses produits excrémentiels secondaires reconnaît trois formes diverses caractérisées ainsi qu'il suit :

1° La « *Polyurie organique* » dans laquelle l'élément transitoire, sarkolactine produit des dédoublements des éléments musculaires, joue le rôle essentiel en nous fournissant antérieurement ou parallèlement au glucose une série bien nette de produits caractérisant à leur tour les phases de l'affection, polyurie acétonique, polyurie hyperphosphatique, polyurie hyperazotée, polyurie glycosique, polyurie cyanhydrique : cette forme, caractérisée par *l'acétone* précédant la manifestation glycosurique, a son siége dans le système musculaire général.

2° Le « *Diabète hépatique* » où le système hépatique en général possédant une suractivité spéciale, réduit dans la rate les peptones à l'état de sarkolactine ou d'hypoxanthine, les rendant ainsi propres à l'hydratation que l'eau éliminée en excès du sang par la production d'une plus forte production d'urobiline dans la glande en grappe du foie, leur fera subir dans la glande vasculaire sanguine de cet organe, les transformant en glucose, dextrine ou glycogène : cette forme est caractérisée par l'*urobiline* en excès éliminée par l'urine et a son siége exclusif dans le système hépatique. Le diabète hépatique comprend trois périodes : hyperurobilie, hyperazoturie ou hyperphosphaturie, et glycosurie.

3° La « *Glycosurie anhématique* » provenant d'un simple état de déséquilibre entre le glucose produit dans le foie, soit sous l'influence d'un régime féculent trop exclusif, soit sous l'influence d'un ralentissement dans la circulation, et la combustion de cet hydrate de carbone dans le torrent circulatoire : en tous cas, le rapport de l'eau fournie dans le foie par la glande en grappe à la glande musculaire sanguine n'étant pas proportionnel à la quantité de dérivés peptoniques à transformer, il y a production simultanée au glucose d'une quantité exagérée de *dextrine*, dont la présence dans l'urine est alors caractéristique de cette forme.

Le tableau suivant réunissant les éléments excrémentiels, anormaux ou hypersécrétés, de la Glycosurie, achèvera de nous rendre un compte exact des diverses formes ou phases de cette affection :

TABLEAU

DES ÉLÉMENTS EXCRÉMENTIELS ANORMAUX OU HYPERSÉCRÉTÉS
FOURNIS PAR LES DIVERSES FORMES DE LA GLYCOSURIE.

I. Polyurie organique:

1re PÉRIODE Dédoublement de la carnine :	Eau Acide acétique Acide éthyldiacé-tique Acétone Alcool Acide urique Phosphates
2e PÉRIODE Formation de la sarkolactine par hydratation et réduction :	Urée
3e PÉRIODE Dédoublement de la sarkolactine :	Acide lactique Glucose Triéthylammine Acide carbonique
4e PÉRIODE Formation de la sarkolactine par réduction :	Acide cyanhydri-que

II. Diabète hépathique

1re PÉRIODE Réduction de l'hémoglobine :	Urobiline

2ᵉ PÉRIODE
Réduction des peptones :

> Eau
> Acide acétique
> Acide urique
> Phosphates
> Urée

3ᵉ PÉRIODE
Hydratation de la sarkolactine :

> Acide lactique
> Glucose
> Dextrine

III. Glycosurie anhématique

1ʳᵉ PÉRIODE
Hydratation incomplète

> Dextrine

2ᵉ PÉRIODE
Hydratation complète

> Glucose

Auquel tableau l'adjonction d'un simple mot nous donnera l'explication des types gras et maigres offerts par les glycosuriques.

Au premier de ces types se rapportent :

1° La polyurie organique, dans laquelle nous voyons en effet se produire d'une façon générale et directement : réduction et déshydration des éléments musculaires ; le malade maigrit par *résorption musculaire.*

2° Le diabète hépatique, dans lequel les réductions et déshydratations portent indirectement sur les éléments devant reconstituer nos muscles ; le malade maigrit par *anorexie musculaire* ; mais il est à remarquer que l'amaigrissement est de beaucoup plus lent dans cette forme que dans la polyurie organique, car une certaine proportion des albuminoïdes alimentaires ne subissant pas complètement la transformation sar-kolacto-glucosique, fournit aux muscles, sinon la quo-tité totale de leurs éléments réparateurs, du moins une nourriture partielle permettant leur fonctionne-ment relatif.

Quant au type gras ou fleuri du diabète, on ne peut lui rapporter que la glycosurie anhématique, forme dans laquelle les éléments constitutifs ou réparateurs de l'organisme ne sont nullement atteints, mais qui traduit, avons-nous dit, un simple défaut d'équilibre entre la production glycosique alimentaire et la com-bustion de ce produit dans le torrent circulatoire.

V

DE LA CURE DE VICHY

Tout le monde connaît l'expérience classique par laquelle on démontre approximativement, dans nos cours de chimie élémentaire, la composition de l'air atmosphérique,

On prend un long tube de verre fermé à l'une de ses extrémités ; on y introduit d'abord une petite quantité de mercure, puis un certain volume de solution alcaline. On retourne, et si le tube possède par lui-même un volume suffisant, on constate l'absorption d'une très faible proportion, 3 à 4 dix-millièmes, de l'air emprisonné dans le tube : absorption qui correspond à une très faible ascension du mercure. Il est facile à ce moment de constater que la portion de l'air absorbé n'est autre que de l'acide carbonique.

Si alors, au moyen d'une pipette recourbée, on fait passer dans le tube faisant cloche un certain volume de solution d'acide pyrogallique ; une ascension rapide et considérable du mercure a lieu dans le tube, c'est-à-dire qu'une absorption partielle de l'air a lieu ; cette absorption, après arrêt définitif, est constatée représenter les 21 centièmes de l'air analysé, tandis qu'enfin le gaz restant dans le tube est démontré ne constituer que de l'azote pur.

Eh bien, cette expérience, nous la répétons tous, incessamment et inconsciemment sur nous-mêmes, dans l'acte vital de la respiration. En effet, l'hémoglobine de l'hématie n'a-t-elle pas besoin, à l'instar de l'acide pyrogallique, d'un milieu alcalin pour fixer l'oxygène de l'air ? Ce milieu alcalin n'est-il pas fourni par le sérum sanguin ? Le sang veineux arrive au poumon surchargé d'acide carbonique : par un simple phénomène de dissociation dû à la différence de pression existant entre le lieu d'origine, les capillaires généraux et les capillaires pulmonaires, lieu d'arrivée, l'acide carbonique en excès est mis en liberté et chassé de l'organisme dans le phénomène expiratoire. L'hémoglobine (réduite), devenue libre en présence d'un liquide alcalin, fixe l'oxygène de l'air, s'oxyde, devient *l'oxyhémoglobine*, corps essentiellement instable que le sang artériel reprend avec l'hématie et porte à la périphérie où, fournissant aux hydrates de carbone du torrent circulatoire et aux principes azotés musculaires l'oxygène nécessaire à leur décarbonisation (décarbonisation ayant pour but d'abaisser le rapport existant entre le carbone et l'oxygène de leurs formules, pour les amener, avons-nous déjà dit, aux formules simples représentant nos produits excrémentiels), elle est réduite de nouveau, et, dans cet état, ramenée en même temps que l'acide carbonique qu'elle a servi à produire par le sang veineux au poumon, prête à jouer de nouveau son rôle d'intermédiaire, d'agent transmetteur, de courtier entre l'oxygène de l'air et les éléments à comburer, soit pour entretenir notre chaleur vitale, soit pour renouveler les produits constitutifs de notre organisme.

Dans les phénomènes respiratoires nous n'avons encore envisagé, par rapport à l'air, que le rôle de l'élé-

ment considéré jusqù'alors comme le principal, c'est-
à-dire celui absolument nécessaire à l'entretien de la
combustion : l'oxygène. Si cependant nous nous rap-
pelons : d'une part, certaines expériences relatives à
l'action excitante de l'acide carbonique sur les poumons, expériences dans lesquelles ou voit les poumons
d'un décapité reprendre, sous l'influence de l'acide carbonique, tout leur jeu, en un mot accomplir les phénomènes respiratoires ; d'autre part, que la nature,
loin d'agir en aveugle, n'a au contraire rien disposé
que d'absolument strict au point de vue utilitaire ;
nous concluerons donc en disant que dans l'acte de la
respiration l'acide carbonique de l'air est aussi utile
aux poumons, dont il produit et entretient les mouve-
ments, cause première du phénomène respiratoire, que
l'oxygène est utile à l'hématie du sang, sans lequel
oxygène la combustion animale est impossible. Et une
preuve de cette théorie nous est fournie par les expériences de Paul Bert, dans lesquelles nous voyons les
animaux soumis à l'influence de l'oxygène pur donner
des signes manifestes de malaise, auxquels succèdent
bientôt des convulsions violentes, puis la mort, si la
pression atteint cinq atmosphères.

De telle sorte que l'image de notre système circulatoire peut être donnée par celle d'une vaste société in-
dustrielle ayant pour but l'utilisation par vulgarisation
d'une matière première : l'oxygène. Société dont le
cœur serait le siége social ; le poumon, l'usine ayant
l'acide carbonique pour moteur ; l'air, la mine contenant la matière première ; le sérum, l'intermédiaire
chimique ; les vaisseaux sanguins, les voies de communication ; l'hématie, le véhicule ; l'hémoglobine, le

courtier ; les tissus organiques, les consommateurs, fixés à la périphérie des capillaires ; enfin, les résidus, l'acide carbonique exhalé par les poumous, et les produits excrémentiels éliminés par l'urine.

Ceci posé, voyons quelle peut être l'action des Eaux alcalines bi-carbonatées comme celles de Vichy, par exemple, dans la Glycosurie ! Tout d'abord, nous dirons que, au point de vue de cette action, nous pouvons considérer toutes les Eaux de Vichy comme résultant de l'association de trois produits types :

1° L'acide carbonique libre ;

2° L'acide carbonique, dissociable, des bicarbonates ;

3° Les carbonates alcalins terreux.

Voyons comment agissent ces trois sortes de produits :

I. L'acide carbonique libre se dégageant dans l'estomac presque immédiatement et entièrement pour les sources thermales, plus lentement et plus faiblement pour les sources froides, est en partie exhalé par la bouche, en partie absorbé par les vaisseaux de l'estomac, d'où il passe dans le torrent circulatoire et vient contribuer pour une part légère à la surexcitation du poumon, partant à sa suractivité fonctionnelle. Il augmente donc l'hématose en activant la circulation. Cet effet est fugace, de courte durée, tel d'ailleurs que celui résultant de l'absorption de l'Eau de Seltz, naturelle ou artificielle, dont l'action hématosante est manifeste chez les glycosuriques, pour lesquels elle abaisse momentanément le chiffre du sucre urinaire. A cet acide carbonique nous devons ajouter celui que dégage aussi dans l'estomac l'acide libre du suc gastrique réagissant sur les bicarbonates.

II. L'acide carbonique des bicarbonates, absorbé en combinaison avec le carbonate alcalin, par les vaisseaux de l'estomac, ne voit le jour, lui, que partiellement, au fur et à mesure de sa dissociation pulmonaire ; son action excitante sur le poumon et, analogue à celle de l'acide libre, est donc lente, mais durable.

III. Quant au carbonate alcalin, résultat de la dissociation précédente, il vient précisément à ce moment de suractivité pulmonaire tout simplement alcaliniser plus fortement le sang, par conséquent rendre à l'hémoglobine son oxydation plus facile, donc favoriser l'hématose, tout en augmentant la fluidité du sang, c'est-à-dire en permettant une circulation plus rapide.

Ainsi donc, chez les glycosuriques, l'Eau de Vichy agit :

Pour le polyurique organique, en portant aux tissus, par les capillaires généraux, une quantité d'oxygène telle, que les réductions de la carnine, de l'hypoxanthine, de la sarkolactine ne puissent avoir lieu ;

Pour le diabétique hépatique, en portant à la glande en grappe du foie, par l'artère hépatique, une quantité d'oxygène telle, que la réduction de l'hémoglobine en urobiline ne puisse avoir lieu, sinon totalement, du moins partiellement, partant que l'eau mise en liberté dans cette réduction ne puisse agir dans la glande vasculaire sanguine sur les dérivés peptoniques apportés de la rate par la veine porte et les transformer en glucose ou dextrine, mais bien en glycogène.

Pour le glycosurique anhématique, en fournissant au sang une quantité d'oxygène, telle que la combustion incomplète jusqu'alors des hydrates de carbone en excès dans le torrent circulatoire devienne complète au point d'abaisser dans le sang le rapport du glucose au dessous de la moyenne, 5—3 grammes, nécessaire à la dialyse rénale.

Et la preuve de cette action hématosante des bicarbonates nous est fournie par l'action contro-stimulante des acides en général ; par l'élimination de ces bicarbonates sous la forme réduite de carbonates ; enfin, même par l'action contraire, c'est-à-dire anhématosante, des mêmes bicarbonates chez les diabétiques atteints antérieurement d'affections pulmonaires (pleurésies, bronchites, emphysèmes, catarrhes, etc.), arrêtant pour le poumon le libre jeu, l'amplitude nécessaire à la suractivité fonctionnelle à laquelle il est appelé lors de l'emploi de cet agent thérapeutique. Chez ces sujets, en effet, l'action des Eaux de Vichy produit une aggravation manifeste, mais momentanée, conséquemment virtuelle, par l'hématose incomplète qu'elle occasionne, hématose qui, au contraire, se complète lors du retour de ces malades à leur patrie, et qui a fait dire à propos d'eux, par différents auteurs, que quelquefois l'action des Eaux de Vichy n'était pas immédiate.

Quant au choix même des agents thérapeutiques pouvant convenir aux différentes phases ou formes de la glycosurie, nous nous permettrons une simple observation relative au diabète hépatique.

Lors des expériences du Dr. H. Peyraud sur l'action physiologique similaire des isomères chimiques, l'injection sous-cutanée du camphre produisit les résultats suivants :

Le camphre, injecté par la méthode hypodermique en solution huileuse à quatre lapins donna :

1° Pour le premier, sacrifié immédiatement, une augmentation (virtuelle) de glycogène hépatique.

2° Une diminution presque complète chez le second, dont le foie, après sacrification et dosage vivant, ne donnait que des traces de réduction sur la liqueur de Fehling : ce second lapin avait été soumis à un traitement de quelques jours au camphre.

3° Une continuation de cette diminution, sans arrêt absolu ; occasionnée par les mêmes causes pour le troisième lapin, soumis à un traitement plus prolongé.

4° Enfin, pour le quatrième, soumis à un long régime camphré : infection purulente.

Que s'était-il donc passé ?

Le premier lapin, examiné aussitôt après l'injection camphrée, n'a pas seulement impressionné la liqueur de Fehling par le glucose ou le glycogène de son foie, mais encore par la masse de camphre injecté y afférant et agissant en réducteur comme toutes les huiles essentielles.

Pour les second et troisième lapins, l'impression reçue par la liqueur de Fehling n'est plus due aux glucose et glycogène hépatiques, lesquels ne peuvent plus exister, par le fait de l'inertie physiologique dans laquelle est plongé le ferment de la glande vasculaire hépatique sous l'influence du camphre, mais seulement dû aux traces de camphre agissant en réducteur comme pour le premier.

Pour le quatrième, les peptones ou leurs dérivés, corps devant former le glucose et le glycogène hépatiques nécessaires à la combustion organique, étant portées inaltérées dans le sang, par le fait de l'inertie physiologique du ferment splénique toujours sous l'influence du camphre, et, n'étant pas brûlées dans l'organisme par le fait de l'état beaucoup trop élevé de leurs combinaisons, sont charriées dans les capillaires, passent partiellement dans l'urine, partiellement dans nos tissus, où elles jouent non-seulement le rôle de corps étrangers déterminant la manifestation purulente, mais se changent encore elles-mêmes en pus, par une simple transformation isomérique : peptones et pyines appartenant les unes et les autres au second groupe des albuminoïdes.

Cette théorie ne nous est pas seulement portée à l'esprit par les résultats physiologiques énoncés plus haut, mais encore par les enseignements cliniques ; n'avons-nous pas, en effet, présents à la mémoire, les manifestations purulentes générales que l'autopsie d'un diabétique célèbre nous plaça récemment sous les yeux ?

Et, de ce fait, nous conclurons que si certains agents thérapeutiques agissent directement contre la manifestation glycosurique d'origine hépatique, en supprimant le ferment sarkolacto-glycosique, ce n'est évidemment pas de ce côté seulement que doit se porter l'attention des thérapeutistes, car les résultats finals de cette action isolée peuvent être plus, ou tout au moins autant à redouter que l'affection primitive en elle-même, mais bien du côté des agents indirects, employés seuls ou comme adjuvants, et agissant soit directement et primitivement, soit secondairement, et par leurs propriétés dissolvantes sur les peptones, comme les bicarbonates alcalins de l'Eau de Vichy, qui, si ils n'anihilent pas les causes de la manifestation glycosurique, du moins les atténuent tout d'abord, puis, en rétablissant l'équilibre hépatopulmonaire, finissent par les faire disparaître pour un temps plus ou moins long, à un point tel que l'on peut dire que la « Cure de Vichy » soit le seul agent thérapeutique constant vis-à-vis de la Glycosurie !

Dans ce qui précède, nous avons *examiné l'action générale* des eaux alcalines bicarbonatées de Vichy considérées dans la formule brute que nous leur avons imposée : acide carbonique libre, acide carbonique dissociable des bicarbonates, carbonates alcalins, et terreux. C'est qu'en effet au point de vue chimique pur, cas dans lequel nous nous trouvons pour l'emploi des eaux transportées, les faits sont bornés aux exposés précédents : mais pour l'eau consommée sur place, pour la « Cure de Vichy » proprement dite, nous devons tenir compte de deux phénomènes physiques afférents à ces eaux : la thermalité et la composition différente de l'air atmosphérique de Vichy dûe à la dissociation d'une portion de l'acide carbonique des sources, s'échappant tant par les sources mêmes que par le sol avoisinant

Sur la thermalité nous dirons que les propriétés différentes des diverses sources du bassin de Vichy ne peuvent être expliquées par leur composition, presque identique, ainsi que le montre le tableau ci-contre, page 46, mais tout simplement par l'état plus ou moins propre à la dissociation et parallèle à leur température, dans lequel se trouvent les bicarbonates alcalino-terreux de ces sources par le fait de leur différence de thermalité.

ANALYSE DES PROPRIÉTÉS DES DIFFERENTES SOURCES DU BASSIN DE VICHY.

Désignation des Groupes	Désignation des Sources	Résidu fixe	Co^2	So^3	H Cl	PhO^5	AsO^5	Bo^3	So^3	Ko NaO	CaO MgO StO	EO	MnO	LiO	Matières bitumeuses	Température	Débit par 24 heures
		gr.	gr.	gr.	gr.	gr.	gr.	gr.	gr.	gr.	gr.	gr.	gr.	gr.	gr.	degrés centig.	mèt. cub.
Groupe du Puits-Carré	Puits-Carré	5.160	4.418	0.164	0.334	0.015	0.001	traces	0.068	2.641	0.273	-0.002	traces	0.002	traces	44.7	
	Puits-Chômel	5.248	4.429	0.164	0.334	0.038	0.001	traces	0.070	2.728	0.276	0.002	traces	indét.	traces	44	213.000
	Grande-Grille	5.208	4.418	0.164	0.334	0.070	0.001	traces	0.070	2.670	0.268	0.002	traces	0.002	traces	41.8	96.200
	Lucas	5.204	5.348	0.164	0.334	0.038	0.001	traces	0.050	2.647	0.303	0.002	traces	indét.	traces	29.2	150.000
	Source du Parc	5.280	5.071	0.177	0.344	0.076	0.001	traces	0.053	2.651	0.310	0.002	traces	indét	traces	22.5	44.480
Hôpital	Hôpital	5.264	4.719	0.164	0.394	0.025	0.001	traces	0.050	2.728	0.289	0.002	traces	0.002	traces	30.8	58.400
Groupe des Célestins	Célestins	5.320	4.705	0.164	0.334	0.050	0.001	traces	0.060	2.723	0.288	0.002	traces	0.004	traces	14.8	14.600
	Lardy	5.456	5.499	0.177	0.334	0.044	0.002	traces	0.065	2.753	0.375	0.012	traces	0.008	traces	23.6	8.500
	Vesse	4.408	4.881	0.137	0.318	0.088	0.001	traces	0.041	2.037	0.290	0.002	traces	indét.	traces	27.8	24.000
Cusset	Mesdames	4.420	5.029	0.141	0.222	traces	0.102	traces	0.082	2.055	0.373	0.012	traces	indét.	traces	16.8	14.400
Hauterive	Hauterive	4.960	5.660	0.164	0.334	0.025	0.001	traces	0.071	2.466	0.330	0.008	traces	0.004	traces	14.6	44.000

Ne verrions-nous pas, en effet, les sources froides,
Célestins par exemple, s'employer plus spécialement
et exclusivement dans la Glycosurie, là où l'action hématosante doit être lente, mais soutenue, si précisément cette dissociation par trop lente du bicarbonate
alcalin n'occasionnait un inconvénient plus grave
encore, celui dû aux congestions, soit générales, soit
locales, que l'acide carbonique, rendu libre en dernier
ressort, exerce sur les organes où se passe cette dissociation ; ne voyons-nous pas les sources chaudes,
Grande-Grille, *Hôpital*, être affectées au traitement
de l'appareil hépatique, dans les cas de coliques, congestions, engorgements, c'est-à-dire là où une dissociation rapide du bicarbonate est urgente, afin que le
système hépatique ne reçoive que le carbonate alcalin,
seul nécessaire à l'action dissolvante que ce sel devra
opérer, tant sur les calculs acides, que sur les éléments sanguins dégénérés, causes premières de sa mor-
bidité ? Et, à propos de la thermalité, nous ajouterons
que cette différence dans la dissociation du bicarbonate
alcalin après refroidissement et transport pour les eaux
chaudes, persiste beaucoup plus qu'on peut le croire de
prime abord, et qu'en tous cas, rien n'est plus facile
de lui rendre cette thermalité, c'est-à-dire sa rapidité
de dissociation, en portant de nouveau, au moyen du
bain-marie, l'eau à la température de son émission, —
phénomène qui ne peut avoir lieu avec les sources
froides, dont les propriétés (négatives) congestives ne
peuvent être annihilées par ce procédé.

Quant aux différences dans les phénomènes d'excitation générale afférents aux diverses sources, com-
battus par l'emploi exclusif ou simultané d'autres

sources ; aux combinaisons, dans le traitement de Vichy, de ces diverses sources, combinaisons reconnues préférables dans tel ou tel cas d'une même affection, elles ne doivent encore reconnaître d'autre cause que l'exagération dans l'hématose, ainsi que le montrent les expériences de Paul Bert, et les différences d'équilibre dues à la thermalité et existant entre l'acide carbonique et le carbonate alcalin de ces sources.

Le tableau précédent, en nous fournissant la composition de chacune des sources du bassin de Vichy, nous a également donné leur débit journalier.

Si nous rapprochons le débit de ces sources de leur contenance en acide carbonique, nous trouverons que, par 24 heures, le volume de gaz acide carbonique libre ou combiné émergeant du sol, est de 1,500,000 litres pour l'enceinte de la ville de Vichy.

Evidemment, ce gaz est loin d'être dissous dans son ensemble, et si nous ajoutons qu'il existe dans l'enceinte de Vichy un nombre très considérable de sources minérales non captées, que de toutes parts on peut constater sur les travaux entrepris dans le sous-sol de Vichy des émanations carboniques, on comprend donc que le cubage de la ville sur une surface de 6 mètres de hauteur nous donne précisément la même moyenne: 8 dix millièmes que celle résultant de dosages de l'acide carbonique dans l'air de Vichy, effectués par nous récemment, dosages compris dans le tableau ci-contre, dont le graphique suivant présentera à l'œil d'une façon plus sensible les variations intéressantes. (*Page* 50)

DOSAGE DE L'ACIDE CARBONIQUE DANS L'AIR DE LA VILLE DE VICHY

Numéros des prises	1	2	3	4	5	6	7	8	9	10	11	12	13	14	15	16	17	18
POSITION	Place de la Marine, Chalet Lugagne, cour	Place de la Marine, axe de la rue Sévigné.	Pont de Vichy, milieu.	Place de l'Hôpital, Côté gauche, sous fontaine	Place Saint-Blaise, centre.	Parc des Célestins, bas, entre les Sources.	Angle des Boulevards National et Hôtel-de-Ville.	Établissement thermal centre de la Galerie balnéaire.	Établissement thermal à côté de la Grande-Grille.	Place de la Gare, centre.	Boulevard des Célestins, en face la Source Lardaud.	Angle de l'Avenue et du Boulevard des Célestins.	Parc Lardy, près la Source.	Parc de l'Établissement, près la Source du Parc.	Angle du boulevard National et de la rue Lucas.	Place de la Marine, Chalet Lugagne, 2e étage.	Place du Marché, centre.	Avenue des Célestins, haut.
Cotes d'altitude	257.85	257.79	258.62	260.90			253.82	260.25	259.24		253.82		262.72		254.57			
Dates	1884 — Juillet, 28.							Juillet, 29.						Juillet, 31		Août 2	Août 6	Août 7
Heures	matin 11	soir 1	soir 2	soir 3	soir 4	soir 5	soir 6	matin 9	matin 10.30	soir 1	soir 2	soir 3	soir 4	soir 2	soir 4.30	soir 4	matin 10.30	matin 10
Indications de l'état atmosphérique t=	17	17.5	17.5	17.9	18	18.2	18.2	18	18.9	20.5	20	20.1	20.2	21	22.5	26.5	24.5	28
p=	70.7	70.7	70.7	70.7	70.7	70.7	70.7	70.6	70.5	70.4	70.4	70.2	70.1	69.5	60.2	67.5	68	67.5
h=	humide	sec	sec	sec	sec	sec	sec	sec	sec	sec	sec	sec	sec	sec	sec	sec	sec	sec
Résultats	366	350	365	403	231	273	328	358	402	86	386	168	187	190	246	107	111	226
Proportions en Co^2	13.96	13.33	13.96	15.75	8.81	10.61	12.51	13.82	15.79	3.23	14.67	6.67	7.51	7.24	9.38	4.07	4.23	8.61

GRAPHIQUE DU DOSAGE DE L'ACIDE CARBONIQUE

DANS L'AIR DE LA VILLE DE VICHY, EXPRIMÉ EN $\frac{1}{10.000}$

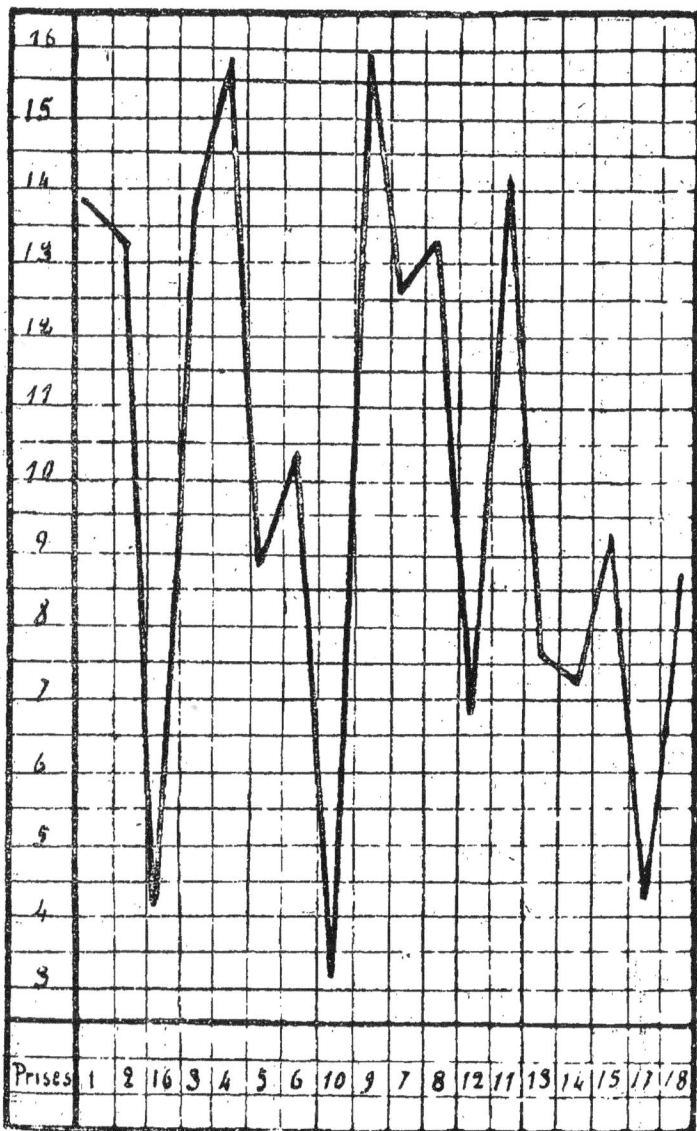

Dans ce tableau, un chiffre, celui du pont de l'Allier, $\frac{13,95}{10,000}$ nous sembla de prime abord invraisemblable, mais ce chiffre s'étant représenté pour un second dosage, nous cherchâmes les causes de cette anomalie, et nous les trouvâmes tant dans un dégagement considérable d'acide carbonique ayant lieu, d'après Voisin, dans le lit de la rivière, aux abords du pont, fait qui nous fut confirmé depuis par différents habitants de Vichy connaissant parfaitement la localité, et qui a son explication dans la direction de la faille des Célestins à laquelle la rivière en ce point est parallèle et très-proche, que dans un grand courant d'acide carbonique partant de la fontaine de l'Hôpital, située place Rosalie, descendant, par suite de la déclivité du sol, la rue du Pont, traversant la place de la Marine et remontant partiellement le pont de Vichy.

Ainsi, cette moyenne de $\frac{8}{10,000}$ d'acide carbonique au lieu et place des 3 à 5 dix millièmes normaux à l'air atmosphérique explique comment l'air de Vichy, quoique cependant parfaitement respirable, occasionne, comme l'a fait remarquer le Dr Peyraud, dans sa communication à la Société d'Hygiène de Vichy, aux débuts du séjour dans cette ville, cette gêne respiratoire, cette fatigue se trahissant par la courbature des jambes, bien antérieure au traitement, phénomènes s'effaçant dès que le poumon s'est accoutumé à cette différence de composition atmosphérique et en reçoit même une suractivité qui compense, et au-delà, la faible diminution d'oxygène (cette action hématosante secondaire de l'acide carbonique dilué dans ces proportions et jouant le rôle d'excitant vis-à-vis des poumons, est telle, qu'en supposant une capacité pulmonaire moyenne de 500 centimètres cubes, une seule inspiration supplémentaire, 19 au lieu de 18, donne un rapport

approximatif de 100 à 1 pour l'oxygène atmosphérique
inspiré proportionnellement à l'acide carbonique : action
hématosante donc absolument réelle). De sorte que l'on
peut ainsi expliquer la différence d'action de l'Eau de
Vichy transportée et de l'Eau de Vichy consommée sur
place, non point par une altération chimique du produit
résultant de l'embouteillage et du transport, mais simplement par la différence chimique du milieu dans lequel
elle est consommée. Et alors, si l'expression de Chap-
tal à propos des eaux transportées peut être appliquée
à la généralité des eaux, sous prétexte de leur altération par le transport, altération amenant surtout la
perte de leurs éléments gazeux, nous dirons qu'elle est
moins spécialement applicable à l'Eau de Vichy, qui
n'y perd point, puisque la grande solubilité, surtout
après le refroidissement de l'acide carbonique, lui
permet la conservation absolue de cet agent curatif
secondaire, mais qui y laisse simplement son « esprit »,
c'est-à-dire le milieu respirable dans lequel elle est
consommée sur place.

A propos de l'atmosphère spécial de Vichy, nous
ajouterons, avec le Dr. Peyraud, que dans la gymnas-
tique respiratoire occasionnée par l'augmentation
dans l'acide carbonique de l'air, se traduisant par une
augmentation des aspirations dans la respiration en
général à Vichy, nous devons voir aussi bien que dans
l'action directe de l'acide carbonique absorbé avec
l'eau, la cause de l'action consécutive des eaux de
Vichy, se faisant sentir chez certains glycosuriques au
point de voir leur sucre urinaire s'effacer complètement un mois ou deux après leur départ de Vichy, de
telle sorte que nous devrons donc caractériser le traitement de Vichy sur place par le terme général de
« Cure de Vichy. »

VI.

DE LA RECHERCHE CLINIQUE DU GLUCOSE
DANS L'URINE

Comme complément à ce travail, et dans le but de mettre en garde le clinicien contre de fréquentes et fâcheuses erreurs de diagnostic dues à l'insuffisance des moyens de recherches relatifs au glucose dans l'urine, nous exposerons ici les principaux corps pouvant se rencontrer dans le produit excrémentiel, soit normalement, soit transitoirement, soit pathologiquement, soit accidentellement, et dont l'action sur les principaux réactifs chimiques du glucose est analogue à celle offerte par cet hydrate de carbone :

PRODUITS PHYSIOLOGIQUES

Acide cryptophanique.
Acide glutamique.
Acide urique.
Acide lactique.
Urobiline.

PRODUITS TRANSITOIRES :

Créatinine.
Indiglucine.
Peptones.
Alcool

PRODUITS PATHOLOGIQUES :

Glucose.
Alcaptose.
Inosite.
Dextrine.
Pyrocatéchine.
Acétone.
Cystine.

PRODUITS ACCIDENTELS :

Galactose.
Chloroforme.
Camphre.
Huiles essentielles.
Glucosides.
Aldéhydes.
Sels réducteurs ;

corps dont le mode opératoire suivant permettra de distinguer pratiquement et cliniquement les principaux termes.

EMPLOI DE LA LIQUEUR DE FEHLING

A 50 centimètres cubes d'urine, ajoutez 10 centimètres cubes de sous-acétate de plomb (extrait de saturne) : filtrez.

A 10 centimètres cubes du filtratum recueilli, ajoutez : 20 gouttes de liqueur de Fehling ; mêlez :

1° Le liquide devient vert foncé :	Acide lactique.
2° Le liquide est réduit à froid ; le précipité est de couleur violacée :	Peptones
3° Le liquide n'est pas réduit à froid : porté à l'ébullition dans un tube à réaction, en ayant soin de chauffer seulement un anneau de sa portion superficielle il est entièrement décoloré ; la décoloration persiste après refroidissement :	Indiglucine.
4° La décoloration à chaud est remplacée, après refroidissement, par une coloration brune ou noire, et un précipité noirâtre se sépare par le repos :	Cystine.
5° Il n'est pas décoloré ; la réduction est jaune et ne s'accentue pas par le refroidissement, le filtratum était incolore :	Créatinine.
6° La réduction est jaune, ne s'accentue pas par le refroidissement, mais le filtratum était coloré ainsi que le résidu du filtre :	Urobiline.
7° La réduction est primitivement nulle ou jaune et s'accentue par refroidissement, de sorte que la couche supérieure du liquide forme un anneau rouge plus foncé que les couches inférieures :	Glucose. Dextrine. Galactose. Acide urochloralique. Dérivés essentiels.

corps parmi lesquels il est évident que si le malade n'est soumis ni au régime lacté, ni à un traitement par les huiles essentielles, ou le chloral, on peut conclure sûrement à la présence des deux premiers, dextrine ou glucose soit isolés, soit simultanés, en fait à la Glycosurie.

Voilà *pour la recherche clinique du glucose* dans les urines ; quant à son dosage, si nous remarquons que parmi les corps portés au tableau général précédent, tous agissent sur les réactifs chimiques, tandis que d'autres impressionnent, soit la lumière polarisée en sens divers, soit le réactif de Claude Bernard (levure de bière) en donnant l'acide carbonique ; nous dirons donc qu'un dosage réel et sérieux de glucose dans l'urine ne peut être *que la résultante de trois dosages :* chimiques, physiques et physiologiques ; qu'en somme, un tel dosage ne peut être fait cliniquement, mais rentre dans le cadre des opérations de laboratoire.

TABLE DES MATIÈRES

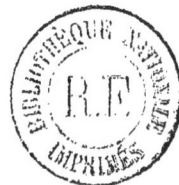

Vichy, imp. Wallon.

www.ingramcontent.com/pod-product-compliance
Lightning Source LLC
Chambersburg PA
CBHW050541210326
41520CB00012B/2663

* 9 7 8 2 0 1 1 3 2 6 8 1 2 *